·中医非物质文化遗产临床经典读本

华氏中藏经

汉·华佗 著

古求知 校注

中国医药科技出版社

图书在版编目（CIP）数据

华氏中藏经/（汉）华佗著；古求知校注. —北京：中国医药科技出版社
2011. 1（2024. 11重印）

（中医非物质文化遗产临床经典读本）

ISBN 978 – 7 – 5067 – 4594 – 9

Ⅰ. ①华…　Ⅱ. ①华… ②古…　Ⅲ. ①中国医药学 – 中国 – 东汉时代

Ⅳ. ①R2 – 52

中国版本图书馆 CIP 数据核字（2010）第 039125 号

版式设计　　郭小平

出版　　中国医药科技出版社
地址　　北京市海淀区文慧园北路甲 22 号
邮编　　100082
电话　　发行：010 – 62227427　邮购：010 – 62236938
网址　　www. cmstp. com
规格　　710 × 1020mm $^1/_{16}$
印张　　6
字数　　46 千字
版次　　2011 年 1 月第 1 版
印次　　2024 年 11 月第 3 次印刷
印刷　　北京印刷集团有限责任公司
经销　　全国各地新华书店
书号　　ISBN 978 – 7 – 5067 – 4594 – 9
定价　15. 00 元
本社图书如存在印装质量问题请与本社联系调换

内容提要

《华氏中藏经》为综合性医著，又名《中藏经》，旧题汉·华佗著，撰年不详。全书3卷，上、中卷为医论，下卷为临床。医论部分共49篇，联系脏腑生成和病理以分析证候和脉象，并论各个脏腑的虚实寒热、生死逆顺之法。所述病证包括阴厥、劳伤、中风偏枯、脚弱、水肿、痹证、痞证、癥瘕积聚等内容，兼论外科常见的疔疮、痈疽等病证，书中对一度盛行之"服饵"也有较为中肯之评析。临床部分则介绍各科治疗方药及主治病证。所列诸方大多配伍严密，服法交代清楚。不少方剂类似经方，方论亦有精义，为后世临床家所珍视，如其中"三黄丸"与经方"泻心汤"药物组成和功用主治相同，其中"浴肠汤"与经方"大黄硝石汤"皆主治黄疸，且药物组成亦基本相同。现代著名中医学家任应秋先生认为此书是脏腑辨证理论的发挥，且最成体系，其中"论五脏六腑虚实寒热生死逆顺之法"至"论三焦虚实寒热生死逆顺脉证之法第三十二"共12篇，最具代表性。本次整理以宛委别藏清抄影印本为底本，以日本宽保二年壬戌（1742）浪华书林刻本为主校本，参考经典医籍相关内容进行校勘。本书适合中医药院校和中医药研究机构教师、学生研究和学习。

《中医非物质文化遗产临床经典读本》
编 委 会

出版者的话

　　中华医学源远流长，博大精深。早在两汉时期，中医就具备了系统的理论与实践，这种系统性主要体现在中医学自身的完整性及其赖以存续环境的不可分割性。在《史记·扁鹊仓公列传》中就明确记载了理论指导实践的重要作用。在中医学的发展过程中，累积起来的每一类知识如医经、方剂、本草、针灸、养生等都是自成系统的。其延续与发展也必须依赖特定的社会人文、生态环境等，特殊的人文文化与生态环境正是构成中医学地域性特征的内在因素，这点突出体现在运用"天人合一"、"阴阳五行"解释生命与疾病现象。

　　但是，随着经济全球化趋势的加强和现代化进程的加快，我国的文化生态发生了巨大变化，中国的传统医学同许多传统文化一样，受到了严重冲击。许多传统疗法濒临消亡，大量有历史、文化价值的珍贵医药文物与文献资料由于维护、保管不善，遭到损毁或流失。同时，对传统医药知识随意滥用、过度开发、不当占有的现象时有发生，形势日益严峻。我国政府充分意识到了这种全球化对本民族文化造成的冲击，积极推动非物质文化遗产保护。2005年《国务院办公厅关于加强我国非物质文化遗产保护工作的意见》指出："我国非物质文化遗产所蕴含的中华民族特有的精神价值、思维方式、想象力和文化意识，是维护我国文化身份和文化主权的基本依据。"

　　中医药是中华民族优秀传统文化的代表，是国家非物质文化遗产保护的重要内容。中医古籍是中医非物质文化遗产最主要的载体。杨牧之先生在《新中国古籍整理出版工作的回顾与展望》一文中说："古代典籍是一个民族历史文化的重要载体，传世古籍历经劫难而卓然不灭，必定是文献典籍所蕴含精神足以自传。……我们不能将古籍整理出版事业仅仅局限于一个文化产业的位置，要将它放到继承祖国优秀文化传统、弘扬中华民族精神、建设有中国特色的社会主义的高度来认识，从中华民族的文化传统和社会主义精神文明建设的矛盾统一关系中去理解。"《保护非物质文化遗产公约》指出要"采取措施，确保非物质文化遗产的生命力，包括这种遗产各个方面的确认、立档、研究、保存、保护、宣传、承传和振兴"。因此，立足于非物质文化遗产的保护，确立和展示中医非物质文化遗产博大精深的内容，使之得到更好的保护、传承和利用，对中医古籍进行整理出版是十分必要的。

而且，中医要发展创新，增强其生命力，提高临床疗效是关键。而提高临床疗效的捷径，就是继承前人宝贵的医学理论和丰富的临床经验。在中医学中，经典之所以不朽是因其经过了千百年临床实践的证明。经典所阐述的医学原理和诊疗原则，已成为后世医学的常规和典范，也是学习和研究医学的必由门径，通过熟读经典可以启迪和拓宽治疗疾病的思路，提高临床治疗的效果。纵观古今，大凡著名的临床家，无不是在熟读古籍，继承前人理论和经验的基础上成为一代宗师的。因此，"读经典做临床"具有重要的现实意义。

意识到此种危机与责任，我社于 2008 年始，组织全国中医权威专家与中医文献研究的权威机构推荐论证，按照"中医非物质文化遗产"分类原则组织整理了本套丛书。本套丛书包括《中医非物质文化遗产临床经典读本》（70 种）与《中医非物质文化遗产临床经典名著》（30 种）两个系列，共 100 个品种。其所选书目精当，涵盖了大量为历代医家推崇、尊为必读的经典著作，也包括近年来越来越受关注的，对临床具有很好指导价值的近代经典作品。

本次整理突出了以下特点：①力求准确：每种医籍均由专家遴选精善底本，加以严谨校勘，为读者提供准确的原文。②服务于临床：在书目选择上重点选取了历代对临床具有重要指导价值的作品。③紧密围绕中医非物质文化遗产这一主题，选取和挖掘了很多记载中医独特疗法的作品，尽量保持原文风貌，使读者能够读到原汁原味的中医经典医籍。

期望本套丛书的出版，能够真正起到构筑基础、指导临床的作用，并为中国乃至世界，留下广泛认同，可供交流，便于查阅利用的中医经典文化。

本套丛书在整理过程中，得到了作为本书学术顾问的各位专家学者的指导和帮助，在此表示衷心的感谢。本次整理历经数年，几经修改，然疏漏之处在所难免，敬请指正。

中国医药科技出版社
2010 年 12 月

校注说明

《华氏中藏经》又名《中藏经》，旧题汉·华佗著，撰年不详。宋代郑樵《通志艺文略》和陈振孙《节录解题》均有著录。此书历来被认为是后人托名之作。但因其文义古奥，故有人疑是华佗弟子吴普、樊阿等依据华氏遗义辑录，而又为后人纂抄流传。

全书共3卷，上、中卷为医论，自"人法于天地论"到"察声色形证决死法"共49篇，联系脏腑生成和病理的虚实寒热，分析症状和脉象；并论各个脏腑的虚实寒热、生死逆顺之法等。下卷列载疗诸病方60首，其中有不少治疗方剂不见于其他方书，尤为后世医家所珍视。

本书以脏腑脉证为中心，把《内经》《难经》中杂于诸篇关于生命、疾病的内容，进行了系统的归纳、综合，并结合自己的体会，使脏腑辨证的理论得到了初步的系统化、条理化，以致成为中医学脏腑辨证学说的雏形，对后世脏腑学说的形成和发展，影响极为深远。如唐代孙思邈《千金要方》中的脏腑辨证、宋代钱乙《小儿药证直诀》的儿科脏腑辨证，均吸取了本书之精华。金元时代擅长脏腑辨证的张元素，其所著之《医学启源》几乎全部引用了本书脏腑辨证的内容。

本书现存版本有元赵孟𫖯手写本、明五车楼校刻本、日本宽保二年壬戌（1742）浪华书林刻本、清嘉庆庚申（1800）扫叶山房刻本、清嘉庆十三年戊辰（1808）阳湖孙星衍校刻平津馆丛书本及宛委别藏清抄本等。宛委别藏清抄本曾经多位医家校勘，内容完整，故本次整理以其为底本，以中国中医科学院图书馆藏日本宽保二年壬戌（1742）浪华书林刻本为校本，参考《内经》、《千金要方》等医籍相关内容进行校勘。

本书校勘体例如下：

一、原底本无目录，今为方便阅读检索补入。

二、原底本中的双行小字，今统一改为单行，字号较正文小一号。

三、本书采用横排、简体，现代标点。版式变更造成的文字含义变化，今依现代排版予以改正，如"右"改为"上"，不出注。

四、凡书中个别药名与古今通行之名用字不同者，一律径改为今通用名，不出注。如"鹏砂"改为"硼砂"，"射香"改为"麝香"。

五、凡底本不误而校本有误者，不出注。

六、凡底本、校本中的异体字、俗写字、错别字，均径改，如方剂"××圆"均改为"××丸"，不出注。该书某些名词术语与今通行者不同，如"脏腑"作"藏府"，今一律改作通行者，不另出注。

七、凡底本、校本均缺字者，以"□"表示。

由于校注者水平有限，校注错误在所难免，希高明斧正。

校注者　古求知

2009 年 10 月

序

　　华先生讳佗，字元化，性好恬淡，喜味方书，多游名山幽洞，往往有所遇。一日因酒息于公宜山古洞前，忽闻人论疗病之法，先生讶其异，潜逼洞窃听。须臾有人云：华先生在迩，术可付焉。复有一人曰：道生性贪，不悯生灵，安得付也？先生不觉愈骇，跃进洞，见二老人衣木皮、项草冠。先生躬趋左右而拜曰：适闻贤者论方术，遂乃忘归，况济人之道素所好为，所恨者，未遇一法可以施验，徒自不足耳，愿贤者少察，愚诚乞与开悟，终身不负恩首。首坐先生云：术亦不惜，恐异日与子为累，若无高下，无贫富，无贵贱，不务财贿，不惮劳苦，矜老恤幼为急，然后可脱于祸。先生再拜谢曰：贤圣之语，一一不敢忘，俱能从之。二老笑指东洞云：石床上有一书函，子自取之，速出吾居，勿示俗流，宜秘密之。先生时得书，回首已不见老人。先生慴怯离洞，忽然不见，云奔雨泻，石洞摧塌。既览其方，论多奇怪。从兹施试，效无不存神，先生未六旬，果为魏所戮，老人之言预有斯验。余乃先生外孙也，因吊先生寝室，梦先生引余坐，语：《中藏经》真活人法也，子可取之，勿传非人。余觉，惊怖不定，遂讨先生旧物，获石函一具，开之，得书一帙，乃《中藏经》也。予性拙于用，复授次子思，因以志其实。甲寅秋九月序。

应灵洞主探微真人少室山邓处中撰

目录

卷　上

人法于天地论第一

人者，上禀天，下委地；阳以辅之，阴以佐之；天地顺则人气泰，天地逆则人气否。是以天地有四时五行，寒暄动静。其变也，喜为雨，怒为风，结为霜，张为虹，此天地之常也。

人有四肢五脏，呼吸寤寐，精气流散，行为荣，张为气，发为声，此人之常也。阳施于形，阴慎于精，天地之同也。失其守，则蒸而热发，否而寒生，结作瘿瘤，陷作痈疽，盛而为喘，减而为枯，彰于面部，见于形体，天地通塞，一如此矣！

故五纬盈亏，星辰差忒，日月交蚀，彗孛飞走，乃天地之灾怪也。寒暄不时，则天地之蒸否也；土起石立，则天地之痈疽也；暴风疾雨，则天地之喘乏也；江河竭耗，则天地之枯焦也。

鉴者决之以药，济之以针，化之以道，佐之以事。

故形体有可救之病，天地有可去之灾，人之危厄死生，禀于天地。阴之病也，来亦缓，而去亦缓。阳之病也，来亦速，而去亦速。阳生于热，热而舒缓；阴生于寒，寒则挛急。寒邪中于下，热邪中于上，饮食之邪中于中。人之动止，本乎天地。知人者有验于天，知天者必有验于人。天合于人，人法于天。见天地逆从，则知人衰盛。人有百病，病有百候，候有百变，皆天地阴阳逆从而生。苟能穷究乎此，如其神耳！

阴阳大要调神论第二

天者，阳之宗；地者，阴之属。阳者，生之本；阴者，死之基。天地之间，阴阳辅佐者，人也。得其阳者生，得其阴者死。

阳中之阳为高真，阴中之阴为幽鬼。故钟于阳者长，钟于阴者短。多热者，阳之主；多寒者，阴之根。阳务其上，阴务其下；阳行也速，阴行也缓；阳之体轻，阴之体重。阴阳平，则天地和而人气宁；阴阳逆，则天地否而人气厥。故天地得其阳则炎炽，得其阴则寒凛。阳始于子前末于午后，阴始于午后末于子前。阴阳盛衰，各在其时，更始更末，无有休息，人能从之亦智也。金匮曰：秋首养阳，春首养阴，阳勿外闭，阴勿外侵，火出于木，水生于金，水火通济，上下相寻，人能循此，永不湮沉，此之谓也。

2

呜呼！凡愚岂知是理，举止失宜，自致其罹，外以风寒暑湿，内以饥饱劳役，为败欺残，正体消亡，正神缚绊。其身死，生告陈。殊不知，脉有五死，气有五生，阴家脉重，阳家脉轻；阳病阴脉则不永，阴病阳脉则不成；阳候多语，阴症无声；多语者易济，无声者难荣；阳病则旦静，阴病则夜宁。

阴阳运动，得时而行，阳虚则暮乱，阴虚则朝争，朝暮交错，其气厥横，死生致理，阴阳中明。阴气下而不上曰断络，阳气上而不下曰绝经。阴中之邪曰浊，阳中之邪曰清。火来坎户，水到离扃，阴阳相应，方乃和平。

阴不足，则济之以水母；阳不足，则助之以火精。阴阳济等，各有攀陵，上通三寸曰阳之神路，下通三寸曰阴之鬼程。阴常宜损，阳常宜盈，居之中者，阴阳匀停。是以阳中之阳，天仙赐号；阴中之阴，下鬼持名。顺阴者，多消灭；顺阳者，多长生。逢斯妙趣，无所不灵。

生成论第三

阴阳者，天地之枢机；五行者，阴阳之终始。非阴阳则不能为天地，非五行则不能为阴阳。故人者，成于天地，败于阴阳也，由五行逆从而生焉。天地有阴阳五行，人有血脉五脏。

五行者，金、木、水、火、土也；五脏者，肺、肝、心、肾、脾也。金生水，水生木，木生火，火生土，土生金，则生成之道，循环无穷；肺生肾，肾生肝，肝生心，心生脾，脾生肺，上下荣养，无有休息。

故《金匮至真要论》云：心生血，血为肉之母；脾生肉，肉为血之舍；肺属气，气为骨之基；肾应骨，骨为筋之本；肝系筋，筋为血之源。五脏五行，相成相生，昼夜流转，无有始终。从之则吉，逆之则凶。天地阴阳，五行之道，中含于人。人得者，可以出阴阳之数，夺天地之机，悦五行之要，无终无始，神仙不死矣！

阳厥论第四

骤风暴热，云物飞扬，晨晦暮晴，夜炎昼冷，应寒不寒，当雨不雨，水竭土坏，时岁大旱，草木枯悴，江河乏涸，此天地之阳厥也。暴壅塞，忽喘促，四肢不收，二腑不利，耳聋目盲，咽干口焦，舌生疮，鼻流清涕，颊赤心烦，头昏脑重，双睛似火，一身如烧，素不能者乍能，素不欲者乍欲，登高歌笑，弃衣奔走，狂言妄语，不辨亲疏，发躁无度，饮水不休，胸膈膨胀，腹与胁满闷，背疽肉烂，烦溃消中，食不入胃，水不穿肠，骤肿暴满，叫呼昏冒，不省人事，疼痛不知去处，此人之阳厥也。阳厥之脉，举按有力者生，绝者死。

阴厥论第五

飞霜走雹，朝昏暮霭，云雨飘飖，风露寒冷，当热不热，未寒而寒，时气霖霪，泉生田野，山摧地裂，土壤河溢，月晦日昏，此天地之阴厥也。暴哑卒寒，一身拘急，四肢拳挛，唇青面黑，目直口噤，心腹满痛，头颔摇鼓，腰脚沉重，语言謇涩，上吐下泻，左右不仁，大小便活，吞吐酸渌，悲忧惨戚，喜怒无常者，此人之阴厥也。阴厥之脉，举指弱，按指大者生，举按俱绝者死；一身悉冷，额汗自出者亦死。阴厥之病，过三日勿治。

阴阳否格论第六

阳气上而不下曰否，阴气下而不上亦曰否；阳气下而不上曰格，阴气上而不下亦曰格。否格者，谓阴阳不相从也。阳奔于上则燔，脾肺生其疸也。其色黄赤，皆起于阳极也。阴走于下则冰，肾肝生其厥也。其色青黑，皆发于阴极也。疸为黄疸也，厥为寒厥也，由阴阳否格不通而生焉。阳燔则治以水，阴厥则助以火，乃阴阳相济之道耳。

寒热论第七

人之寒热往来者，其病何也？此乃阴阳相胜也。阳不足则先寒后热，阴不足则先热后寒。

又，上盛则发热，下盛则发寒。皮寒而燥者，阳不足；皮热而燥者，阴不足。皮寒而寒者，阴盛也；皮热而热者，阳盛也。发热于下，则阴中之阳邪也；发热于上，则阳中之阳邪也。寒起于上，则阳中之阴邪也；寒起于下，则阴中之阴邪也。寒而颊赤多言者，阳中之阴邪也；热而面青多言者，阴中之阳邪也。寒而面青多言者，阴中之阴邪也；若不言者，不可治也。阴中之阴中者，一生九死；阳中之阳中者，九生一死。阴病难治，阳病易医。诊其脉候，数在上，则阳中之阳也；数在下，则阴中之阳也。迟在上，则阳中之阴也；迟在下，则阴中之阴也。数在中，则中热；迟在中，则中寒。寒用热取，热以寒攻，逆顺之法，从乎天地，本乎阴阳也。天地者，人之父母也；阴阳者，人之根本也。未有不从天地阴阳者也。从者生，逆者死，寒之又寒，热之又热者生。《金匮大要论》云：夜发寒者从，夜发热者逆；昼发热者从，昼发寒者逆。从逆之兆，亦在乎审明。

虚实大要论第八

病有脏虚脏实，腑虚腑实，上虚上实，下虚下实，状各不同，宜深消息。

肠鸣气走，足冷手寒，食不入胃，吐逆无时，皮毛憔悴，肌肉皱皱，耳目昏塞，语声破散，行步喘促，精神不收，此五脏之虚也。诊其脉，举指而活，按之而微，看在何部，以断其脏也。

又，按之沉小弱微，短涩软濡，俱为脏虚也。虚则补益，治之常情耳。饮食过多，大小便难，胸膈满闷，肢节疼痛，身体沉重，头目昏眩，唇肿胀，咽喉闭塞，肠中气急，皮肉不仁，暴生喘乏，偶作寒热，疮痍并起，悲喜时来，或自痿弱，或自高强，气不舒畅，血不流通，此脏之实也。诊其脉，举按俱盛者，实也。

又，长浮数疾，洪紧弦大，俱曰实也，看在何经，而断其脏也。头疼目赤，皮热骨寒，手足舒缓，血气壅塞，丹瘤更生，咽喉肿痛，轻按之痛，重按之快，食饮如故，曰腑实也。诊其脉，浮而实大者是也。

皮肤瘙痒，肌肉膜胀，食饮不化，大便滑而不止，诊其脉，轻手按之得滑，重手按之得平，此乃腑虚也，看在何经，而正其时也。胸膈痞满，头目碎痛，饮食不下，脑项昏重，咽喉不利，涕唾稠粘，诊其脉，左右寸口沉结实大者，上实也。

颊赤心忪，举动颤栗，语声嘶嘎，唇焦口干，喘乏无力，面少颜色，颐颔肿满，诊其左右寸脉，弱而微者，上虚也。

大小便难，饮食如故，腰脚沉重，脐腹疼痛，诊其左右手脉，尺中脉伏而涩者，下实也。

大小便难，饮食进退，腰脚沉重，如坐水中，行步艰难，气上奔冲，梦寐危险，诊其左右尺中脉滑而涩者，下虚也。病人脉微涩短小，俱属下虚也。

上下不宁论第九

脾病者，上下不宁，何谓也？脾上有心之母，下有肺之子，心者，血也，属阴，肺者，气也，属阳。脾病，则上母不宁；母不宁，则为阴不足也；阴不足，则发热。又，脾病则下子不宁，子不宁，则为阳不足也，阳不足，则发寒。脾病，则血气俱不宁，血气不宁，则寒热往来，无有休息，故脾如疟也。谓脾者，土也，心者，火也，肺者，金也。火生土，土生金，故曰上有心母，下有肺子，脾居其中，病则如斯耳。他脏上下皆法于此也。

脉要论第十

脉者，乃气血之先也。气血盛，则脉盛；气血衰，则脉衰；气血热，则脉数；气血寒，则脉迟；气血微，则脉弱；气血平，则脉缓。又，长人脉长，短人脉短，性急则脉急，性缓则脉缓，反此者逆，顺此者从也。又，诸数为热，诸迟为寒，诸紧为痛，诸浮为风，诸滑为虚，诸伏为聚，诸长为实，诸短为虚。又，短涩沉迟伏皆属阴，数滑长浮紧皆属阳。阴得阴者从，阳得阳者顺，违之者逆。阴阳消息，以经而处之，假令数在左手，得之浮者，热入小肠，得之沉者，热入于心，余皆仿此。

五色一作绝脉论第十一

面青无右关脉者，脾绝也；面赤无右寸脉者，肺绝也；面白无左关脉者，肝绝也；面黄无左尺脉者，肾绝也；面黑无左寸脉者，心绝也。五绝者死。夫五绝当时即死，非其时则半岁死。然五色虽见，而五脉不见，即非病者矣。

脉病外内证决论第十二

病风人，脉肾数浮沉，有汗出不止呼吸有声者死，不然则生。

病气人，一身悉肿，四肢不收，喘无时，厥逆不湿，脉候沉小者，死。浮大者，生。

病劳人，脱肛，骨肉相失，声散呕血，阳事不禁，梦寐交侵，呼吸不相从，昼凉夜热者，死。吐脓血者，亦死。其脉不数，有根蒂者，及颊不赤者，生。

病肠澼者，下脓血，病人脉急，皮热，食不入，腹胀，目瞪者，死。或一身厥冷，脉沉细而不生者，亦死。食如故，脉沉浮有力而不绝者，生。

病热人，四肢厥，脉弱，不欲见人，食不入，利下不止者，死。食入，四肢温，脉大，语狂无睡者，生。

病寒人，狂言不寐，身冷，脉数，喘息目直者，死。脉有力，而不喘者，生。

阳病人，精神颠倒，寐而不惺，言语失次，脉候浮沉有力者，生；无力及食不入，胃下利不定者，死。

久病人，脉大，身瘦，食不充肠，言如不病，坐卧困顿者，死。若饮食进退，脉小而有力，言语轻嘶，额无黑气，大便结涩者，生。

大凡阳病阴证，阴病阳证，身瘦，脉大，肥人脉衰，上下交变，阴阳颠倒，冷热相乘，皆属不吉，从者生，逆者死，治疗之法，宜深消息。

生死要论第十三

凡不病而五行绝者，死；

不病而性变者，死；

不病而暴语妄者，死；

不病而暴不语者，死；

不病而暴喘促者，死；

不病而暴强厥一作中者，死；

不病而暴目盲者，死；

不病而暴耳聋者，死；

不病而暴痿缓者，死；

不病而暴肿满者，死；

不病而暴大小便结者，死；

不病而暴无脉者，死；

不病而暴昏冒如醉者，死。

此皆内气先尽一作绝故也。逆者即死，顺者二年无有生者也。

病有灾怪论第十四

病有灾怪，何谓也？病者应寒而反热，应热而反寒，应吐而不吐，应泻而不泻，应汗而不汗，应语而不语，应寐而不寐，应水而不水，皆属灾怪也。此乃五脏之气，不相随从而致之矣。四逆者，不治。四逆者，谓主客运气，俱不得时也。

水法有六论第十五

病起于六腑者，阳之系也。

阳之发也，或上或下，或内或外，或蓄在中，行之极也。有能歌笑者，有能悲泣者，有能奔走者，有能呻吟者，有自委曲者，有自高贤者，有寤而不寐者，有寐而不寤者，有能食而便不利者，有不能食而便自利者，有能言而声清者，有不能言而声昧者，状各不同，皆生六腑也。

喜其通者，因以通之；喜其塞者，因以塞之；喜其水者，以水济之；喜其冰者，以冰助之。病者之乐，慎勿违背，亦不可强抑之也。如此从顺，则十生其十，百生其百，疾无不愈矣！

火法有五论第十六

病起于五脏者，皆阴之属也。

其发也，或偏枯，或痿躄，或外寒而内热，或外热而内寒，或心腹膨胀，或手足拳挛，或口眼不正，或皮肤不仁，或行步艰难，或身体强硬，或吐泻不息，或疼痛不宁，或暴无语，或久无音，绵绵默默，状若死人。如斯之候，备出于阴。阴之盛也，阳必不足；阳之盛也，阴必不盈。故前论云：阳不足，则助之以火精；阴不足，则济之以水母者是也。

故喜其汗者，汗之；喜其温者，温之；喜其热者，热之；喜其火者，火之；喜其汤者，汤之。温热汤火，亦在其宜，慎勿强之，如是则万全其万。水火之法，真阴阳也，治救之道，当详明矣！

风中有五生死论第十七

风中有五者，谓肝、心、脾、肺、肾也。五脏之中，其言生死，状各不同。

心风之状一作候，汗自出而好偃，仰卧不可转侧，言语狂妄，若唇正赤者，生，宜于心俞灸之。若唇面或青或黄，或白或黑，其色不定，眼瞤动不休者，心绝也，不可救，过五六日即死耳。

肝风之状，青色围目连额上，但坐不得倨偻者，可治；若喘而目直视，唇面俱青者，死。肝风宜于肝俞灸之。

脾风之❶状，一身通黄，腹大而满不嗜食，四肢不收持，若手足未青而面黄者，可治，不然即死。脾风宜于脾俞灸之。

肾风之状，但踞坐而腰脚重痛也。视其胁下未生黄点者，可治，不然即死矣。肾风宜灸肾俞穴也。

---

❶ 据日宽保本加"之"字。

肺风之状，胸中气满，冒昧汗出，鼻不闻香臭，喘而不得卧者，可治；若失血及妄语者，不可治，七八日死。肺风宜于肺俞灸之。

凡诊其脉滑而散者，风也。缓而大，浮而紧_{一作虚}，软而弱，皆属风也。

中风之病，鼻下赤黑，相兼吐沫，而身直者，七日死也。

又，中风之病，口噤筋急，脉迟者，生；脉急而数者，死。

又，心脾俱中风，则舌强不能言也；肝肾俱中风，则手足不遂也。

风之厥，皆由于四时不从之气，故为病焉，有瘾疹者，有偏枯者，有失音者，有历节者，有癫厥者，有疼痛者，有聋瞽者，有疮癞者，有胀满者，有喘乏者，有赤白者，有青黑者，有瘙痒者，有狂妄者，皆起于风也。其脉浮虚者，自虚而得之；实大者，自实而得之；弦紧者，汗出而得之；喘乏者，饮酒而得之；癫厥者，自劳而得之；手足不中者，言语謇涩者，房中而得之；瘾疹者，自痹_{一作卑}湿而得之；历节疼痛者，因醉犯房而得之；聋瞽疮癞者，自五味饮食冒犯禁忌而得之。千端万状，莫离于五脏六腑而生矣。所使之候配以此耳！

积聚癥瘕杂虫论第十八

积聚、癥瘕、杂虫者,皆五脏六腑真气失而邪气并,遂乃生焉,久之不除也。或积或聚,或癥或瘕,或变为虫,其状各异。有能害人者,有不能害人者,有为病缓者,有为病速者,有疼者,有痒者,有生头足者,有如杯块者,势类不同。盖因内外相感,真邪相犯,气血熏抟,交合而成也。

积者,系于脏也;聚者,系于腑也;癥者,系于气也;瘕者,系于血也;虫者,乃血气食物相感而化也。故积有五,聚有六,症有十二,瘕有八,虫有九,其名各不同也。

积有心肝脾肺肾也,聚有大肠小肠胆胃膀胱三焦之六名也,癥有劳气冷热虚实风湿食药思忧之十二名也,瘕有青黄燥血脂狐蛇鳖之八名也,虫有伏蛇白肉肺胃赤弱蛲之九名也。为病之说,出于诸论,治疗之法,皆具于后。

劳伤论第十九

劳者,劳于神气也;伤者,伤于形容也。饥饱无度则伤脾,思虑过度则伤心,色欲过度则伤肾,起居过常则伤肝,喜怒悲愁过度则伤肺。

又，风寒暑湿则伤于外，饥饱劳役则败于内；昼感之则病荣，夜感之则病卫。荣卫经行，内外交运，而各从其昼夜也。

劳于一，一起为二，二传于三，三通于四，四干于五，五复犯一。一至于五，邪乃深藏，真气自失，使人肌肉消，神气弱，饮食减，行步艰难，及其如此，虽司命亦不能生也。

故《调神气论》曰：调神气，慎酒色，节起居，省思虑，薄滋味者，长生之大端也。

诊其脉，甚数一作数甚，余下仿此甚急、甚细、甚弱、甚微、甚涩、甚滑、甚短、甚长、甚浮、甚沉、甚紧、甚弦、甚洪、甚实，皆生于劳伤。

传尸论第二十

传尸者，非一门相染而成也。人之血气衰弱，脏腑虚赢，中于鬼气，因感其邪，遂成其疾也。其候或咳嗽不已，或胸膈妨闷，或肢体疼痛，或肌肤消瘦，或饮食不入，或吐利不定，或吐脓血，或嗜水浆，或好歌咏，或爱悲愁，或癫风一作狂发歇，或便溺艰难。或因酒食而遇，或因风雨而来，或问病吊丧而得，或朝走暮游而逢，或因气聚，或因血行，或露卧于田野，或偶会于园林，钟此病死之气，染而为疾，故曰传尸也。治疗之方，备于篇末。

论五脏六腑虚实寒热生死逆顺之法第二十一

夫人有五脏六腑，虚实寒热，生死逆顺，皆见于形证，脉气若非诊察，无由识也。虚则补之，实则泻之，寒则温之，热则凉之，不虚不实，以经调之，此乃良医之大法也。其于脉证，具如篇末。

论肝脏虚实寒热生死逆顺脉证之法第二十二

肝者，与胆为表里，足厥阴少阳是其经也，旺于春。

春乃万物之始生，其气嫩而软，虚而宽，故其脉弦软，不可发汗；弱则不可下。

弦长曰平，反此曰病，脉虚而弦，是谓太过。病在外太过，则令人善忘，忽忽眩冒。

实而微，是谓不及。病在内不及，则令人胸痛，引两胁胀满。

大凡肝实，则引两胁下痛，引小腹令人一本无此五字喜怒；虚则如人将捕之；其气逆则头痛耳聋颊赤一作肿。

其脉沉之而急，浮之亦然，主胁肋一作支满，小便难，头痛目眩；其脉急甚，恶言；微急，气在胸胁下；缓甚，呕逆；微缓，水瘕；大急，内痛，吐血；微大，筋痹；小甚，多饮；微大一本作小，消瘅一本作痹；滑甚，㿉疝；微滑，遗溺；涩甚，流饮；微涩，瘈疭变也一本无此二字。

又，肝之积气在胁，久不发为咳逆，或为痎疟也。虚则梦花草茸茸，实则梦山林茂盛。

肝之病旦喜一作慧，晚甚，夜静。肝病则头痛胁痛一本无此二字，目眩肢满，囊缩，小便不通一作利，十日死。

又，身热恶寒，四肢不举，其脉当弦长而急，反短而涩，乃金克木也，十死不治。

又，肝中寒，则两臂痛不能举，舌本燥，多太息，胸中痛，不能转侧，其脉左关上迟而涩者是也；肝中热，则喘满而多怒，目疼，腹胀满，不嗜食，所作不定，睡中惊悸，眼赤视不明，其脉左关阴实者是也；肝虚冷，则胁下坚痛，目盲臂痛，发寒热如疟状，不欲食。妇人则月水不来而气急，其脉左关上沉而弱者是也。

论胆虚实寒热生死逆顺脉证之法第二十三

胆者，中正之腑也，号曰将军，决断出焉，言能喜怒刚柔也，与肝为表里，足少阳是其经也。

虚则伤寒，寒则恐畏，头眩不能独卧；实则伤热，热则惊悸，精神不守，卧起不宁。

又，玄水发则其根在于胆，先从头面起，肿至足也。

又，肝咳久不已，则传邪入于胆，呕清苦汁也。

又，胆病则喜太息，口苦，呕清汁一作宿汁，心中澹澹，恐如人将捕之，咽中介介然，数唾。

又，胆胀则舌一作胁下痛，口苦，太息也。

邪气客于胆，则梦斗讼，其脉诊，在左手关上浮而得之者，是其部也。胆实热，则精神不守。

又，胆热则多睡，胆冷则无眠。

又，左关上脉阳微者，胆虚也；阳数者，胆实也；阳虚者，胆绝也。

论心脏虚实寒热生死逆顺脉证之法第二十四

心者，五脏之尊，号帝王之称也，与小肠为表里，神之所舍。又主于血，属于火，旺于夏，手少阴是其经也。

凡夏脉钩，来盛去衰，故曰钩。反此者病，来盛去亦盛，此为太过。病在外，来衰去盛，此为不及；病在内，太过则令人身热而骨痛，口疮舌焦。引水不及，则令人烦躁一作心，上为咳唾，下为气泄。

其脉来累累如连珠，如循琅玕曰平；脉来累累一本无此四字却作喘喘，连属其中，微曲曰病；来前曲后倨，如操带，钩曰死。

又，思虑过多则怵惕，怵惕伤心，心伤则神失，神失则恐惧。

又，真心痛，手足寒，过节五寸，则旦得夕死，夕得旦死。

又，心有水气则痹，气滞身肿不得卧，烦而躁，其阴肿也。

又，心中风则翕翕—作吸，发热不能行立，心中饥而不能食，食则吐呕。

夏心王左手，寸口脉洪浮大而散，曰平；反此则病。若沉而滑者，水来克火，十死不治；弦而长者，木来归子，其病自愈；缓而大者，土来入火，为微邪，相干无所害。

又，心病则胸中痛，四—作胁肢满胀，肩背臂膊皆痛；虚则多惊悸，惕惕然无眠，胸腹及腰背引痛，喜—作善悲时眩，仆心积气，久不去则苦忧烦，心中痛。实则喜笑不息，梦火发。心气盛则梦喜笑，及恐畏。邪气客于心，则梦山丘烟火。心胀则心烦短气，夜卧不宁，心腹痛，懊侬，肿气来往，上下行痛，有时休作。心腹中热，喜水涎出，是蚘蛟心也。心病则日中慧，夜半甚，平旦静。

又，左手寸口脉大甚，则手内热，赤—作服肿太甚，则胸中满而烦，澹澹面赤目黄也。

又，心病则先心痛而咳不止，关膈—作格不通，身重不已，三日死。心虚则畏人，瞑目欲眠，精神不倚，魂魄妄乱。心脉沉小而紧浮，主气喘。若心下气坚实不下，喜咽干手热，烦满多忘、太息，此得之思忧太过也。

其脉急甚，则发狂笑；微缓，则吐血；大甚，则喉闭—作痹；微大，则心痛引背，善泪出；小甚，则哕；微小，则笑，消瘅—作痹；滑甚，则为渴；微滑则心疝，引脐腹—作肠鸣；涩甚，则喑不能言；微涩，则血溢，手足厥，耳鸣，癫疾。

又，心脉抟坚而长，主舌强不能语—作言；软而散，当慑怯不食也。

又，急甚，则心疝，脐下有病形，烦闷少气，大热上煎。

又，心病，狂言汗出如珠，身厥冷，其脉当浮而大，反沉濡而滑甚；色当赤，今反黑者，水克火，十死不治。

又，心之积，沉之而空空然，时上下往来无常处，病胸满悸，腰腹中热，颊—作面赤咽干，心烦，掌中热，甚则呕血，夏瘥—本作春瘥冬甚，宜急疗之，止于旬日也。

又，赤黑色入口，必死也；面黄目赤者，亦—作不死；赤如衃血，亦死。

又，忧恚思虑太过，心气内索，其色反和而盛者，不出十日死。

扁鹊曰：心绝则一日死。色见凶多而人虽健敏，名为行尸，一岁之中，祸必至矣。

又，其人语声前宽而后急，后声不接前声，其声浊恶，其口不正，冒昧喜笑，此风入心也。

又，心伤则心坏，为水所乘，身体手足不遂，骨节解，舒缓不自由，下利无休息，此疾急宜治之，不过十日而亡也。

又，笑不待呻而复忧，此水乘火也。阴系于阳，阴起阳伏，伏则生热，热则生狂，冒昧妄乱，言语错误，不可采问—作闻，心已损矣。

扁鹊曰：其人唇口赤即可治，青黑即死。

又，心疟则先烦—作颤而后渴，翕翕发热也，其脉浮紧而大者是也。

心气实则小便不利，腹满，身热而重，温温欲吐，吐而不出，喘息急不安卧，其脉左寸口与人迎皆实大者是也。

心虚则恐惧多惊，忧思不乐，胸腹中苦痛，言语战栗，恶寒恍惚，面赤目黄，喜衄血，诊其脉左右寸口两虚而微者是也。

论小肠虚实寒热生死逆顺脉证之法第二十五

小肠者，受盛之腑也，与心为表里，手太阳是其经也。

心与—本无此二字小肠绝者，六日死。经则发直如麻，汗出不已，不得屈伸者是也。

又，心咳一本作病久不已一本无此二字，则传小肠，小肠咳则气咳俱出也。

小肠实则伤热，热则口生疮；虚则生寒，寒则泄浓血，或泄黑水，其根在小肠也。

又，小肠寒则下肿，重有热，久不出，则渐生痔疾。有积，则当暮发热，明旦而止也。病气发，则令人腰下重，食则窘迫而便难是其候也。小肠胀则小腹腹胀，引腹而痛也。厥邪入小肠，则梦聚井邑中，或咽痛颔肿，不可回首，肩如杖一作拔，脚如折也。

又，黄帝曰：心者，主也，神之舍也。其脏周密而不伤，伤神去神，去则身亡矣。故人心多不病，病即死，不可治也。惟小肠受病多矣。

又，左手寸口阳绝者，无小肠脉也，六日死。病脐痹，小腹中有疝瘕也。左手寸口脉实大者，小肠实也，有热邪则小便赤涩。

又，实热则口生疮，身热去来，心中烦满，体重。

又，小肠主于舌之官也，和则能言而机关利健，善别其味也。虚则左寸口脉浮而微软，弱不禁按，病为惊狂，无所守下，空空然不能语者是也。

论脾脏虚实寒热生死逆顺脉证之法第二十六

脾者，土也，谏议之官，主意与智，消磨五谷，寄在其中，养于四旁，王于四季，正王长夏，与胃为表里，足太阴是其经也。

扁鹊曰：脾病则面色萎黄，实则舌强直，不嗜食，呕逆，四肢缓；虚则精不胜，元气乏，失溺不能自持。

其脉来似水之流，曰太过；病在外，其脉来如鸟之距，曰不及。病在内太过，则令人四肢沉重，语言謇涩；不及，令人中满不食，乏力，手足缓弱不遂，涎引口中—作出，四肢肿胀，溏泻—作泄不时，梦中饮食。脾脉来而和柔，去似鸡距践地，曰平脉；来实而满稍数，如鸡举足，曰病。

又，如乌—作雀之啄，如鸟之距，如屋之漏，曰死。中风则翕翕发热，状若醉人，腹中烦满，皮肉瞤瞤，短气者是也。

王时其脉阿阿然，缓曰平。反弦急者，肝来克脾，真鬼相遇，大凶之兆；反微涩而短者，肺来乘脾，不治而自愈；反沉而滑者，肾来从脾，亦为不妨；反浮而洪，心来生脾，不为疾耳。

脾病，面黄体重，失便目直，视唇反张，手足爪甲青，四肢逆，吐食，百节疼痛不能举，其脉当浮大而缓，今反弦急，其色当黄而反青，此十死不治也。

又，脾病，其色黄，饮食不消，心腹胀满，身体重，肢节痛，大便硬，小便不利，其脉微缓而长者，可治。脾气虚，则大便滑，小便利，汗出不止，五液注下，为五色注利下也。

又，积癥瘕，久不愈，则四肢不收，黄疸，饮食不为肌肤，气满胀而喘不定也。

又，脾实，则时梦筑垣墙盖屋；脾盛，则梦歌乐；虚，则梦饮食不足。

厥邪客于脾，则梦大泽，丘陵，风雨坏屋。

脾胀则善哕，四肢急，体重，不食，善噫。

脾病则日昳慧，平旦甚，日中持，下晡静。

脉急甚，则瘛疭；微急，则胸膈中不利，食入而还出；脉缓盛，则痿厥；微缓，则风痿，四肢不收；大甚，则击仆；微大，则脾疝气；里大，脓血在胃肠之外；小甚，则寒热作；微小，则消瘅；滑甚，则㿉疝；微滑，则虫毒，肠鸣，中热；涩甚，则肠?；微涩，则内溃，下脓血。

脾脉之至也，大而虚，则有积气在，腹中有厥气，名曰厥疝，女子同法，得之四肢汗出当风也，脾绝则十日死。

又，脐出一作凸者亦死。

唇焦枯，无纹理而青黑者，脾先绝也。

脾病，面黄目赤者可治，青黑色入口则半岁死。色如枳实者，一一作半月死。吉凶休否一作咎皆见其色，出于部分也。

又，口噤唇黑，四肢重如山，不能自收持，大小便利无休歇，饮食不入，七日死。

又，唇虽痿黄，语声啴啴者，可治。脾病疟气久不去，腹中痛鸣，徐徐热汗出，其人本意宽缓，今忽反常而嗔怒，正言而鼻笑，不能答人者，此不过一月，祸必至矣。

又，脾中寒热，则皆使人腹中痛，不下食。

又，脾病则舌强语涩，转筋卵缩，牵阴股，引髀痛，身重不思食，鼓胀变则水泄，不能卧者，死不治也。脾正热则面黄目赤，季胁痛满也；寒则吐涎沫而不食，四肢痛滑泄不已。手足厥甚则颤栗如疟也。

临病之时，要在明证详脉，然后投汤丸，求其瘥损耳。

论胃虚实寒热生死逆顺脉证之法第二十七

胃者，腑也。又名水谷之海，与脾为表里。胃者，人之根本也，胃气壮则五脏六腑皆壮，足阳明是其经也。

胃气绝，则五日死；实则中胀便难，肢节疼痛，不下食，呕吐不已；虚则肠鸣胀满，引水滑泄；寒则腹中痛，不能食冷物；热则面赤，如醉人，四肢不收持，不得安卧，语狂目乱，便硬者是也。病甚则腹胁胀满，吐逆不入食，当心痛，上下不通，恶闻食臭，嫌人语，振寒，喜伸欠。

胃中热则唇黑，热甚则登高而歌，弃衣而走，颠狂不定，汗出额上，衄衊不止。虚极则四肢肿满，胸中短气，谷不化，中消也。胃中风则溏泄不已。胃不足则多饥不消食。病人鼻下平则胃中病，渴者不可治—
本无上十三字作微燥而渴者可治。

胃脉搏坚而长，其色黄赤者，当病折腰—作髀。其
脉软而散者，病食痹。左关上脉浮而大者，虚也。浮
而短涩者，实也。浮而微滑者，亦虚也。浮而迟者，
寒也。浮而数者，实也。虚实寒热生死之法，察而端
谨，则成神妙也。

论肺脏虚实寒热生死逆顺脉证之法第二十八

肺者，魄之舍，生气之源，号为上将军，乃五脏
之华盖也。外养皮毛，内荣肠胃，与大肠为表里，手
太阴是其经也。肺气通于鼻，和则能知香臭矣。

有寒则善咳—本作有病则喜咳，实则鼻流清涕。凡
虚实寒热，则皆使人喘嗽。实则梦刀兵恐惧，肩息胸
中满；虚则寒生—作热，咳—作喘息利下，少气力，多
悲感。王于秋。其脉浮而毛曰平。

又，浮而短涩者，肺脉也。其脉来毛而中央坚，
两头—作傍虚曰太过。病在外，其脉来毛而微曰不及。
病在内，太过，则令人气逆，胸满，背痛；不及，则
令人喘呼而咳—作嗽，上气见血，下闻病音。

又，肺脉厌厌聂聂，如落榆荚曰平。来不上不下，
如循鸡羽曰病。来如物之浮，如风吹鸟背上毛者，死。
真肺脉至，大而虚。

又，如以毛羽中人皮肤，其色赤，其毛折者死。

又，微毛曰平，毛多曰病，毛而眩者曰春病，眩甚曰即病。

又，肺病，吐衄血，皮热，脉数颊赤者，死也。

又，久咳而见血，身热而短气，脉当涩，今反浮大；色当白，今反赤者，火克金，十死不治也。

肺病喘咳，身但寒无热，脉迟微者，可治。

秋王于肺，其脉当浮涩而短，曰平。而反洪大，而长，是火刑金，亦不可治。

又，得软而滑者，肾来乘肺，不治自愈；反浮大而缓者，是脾来生肺，不治而差。反弦而长者，是肺被肝从，为微邪，虽病不妨。虚则不能息，耳重，嗌干，喘咳上气，胸背痛有积，则胁下胀满。

中风，则口燥而喘，身运而重，汗出而冒闷，其脉按之虚弱如葱叶，下无根者，死。

中热，则唾血，其脉细紧浮数茷滑，皆失血病。此由燥扰嗔怒，劳伤得之，气壅结所为也。

肺胀，则其人喘咳，而目如脱，其脉浮大者是也。

又，肺痿则吐涎沫，而咽干欲饮者，为愈；不饮则未瘥。

又，咳而遗溺者，上虚不能制下也。其脉沉浊者，病在内；浮清者，病在外。

肺死，则鼻孔开，而黑枯，喘而目直视也。

又，肺绝则十二日死，其状足满，泻痢不觉出也。

面白目青，此谓乱经，此虽天命，亦不可治。

又，饮酒当风，中于肺则咳嗽喘闷，见血者，不可治；无血者，可治；面黄目白者，可治；肺病颊赤者，死。

又，言音喘急，短气，好唾一作睡，此为真鬼相害，十死十，百死百，大逆之兆也。

又，阳气上而不降，燔于肺，肺自结邪，胀满喘急，狂言瞑目，非常所说，而口鼻张，大小便，头俱胀，饮水无度，此因热伤于肺，肺化为血，不可治，则半岁死。

又，肺疟，使人心寒，寒甚则发热，寒热往来，休作不定，多惊咳喘，如有所见者是也，其脉浮而紧。又，滑而数；又，迟涩而小；皆为肺疟之脉也。

又，其人素声清而雄者，暴不响亮，而拖气用力，言语难出，视不转睛，虽未为病，其人不久。

又，肺病实则上气，喘急咳嗽，身热脉大也。虚则力乏喘促，右胁胀，语言气短一作促者是也。

又，乍寒乍热，鼻塞颐赤，面白皆肺病之候也。

论大肠虚实寒热生死逆顺脉证之法第二十九

大肠者，肺之腑也。为传送之司，号监仓之官。肺病久不已，则传入大肠，手阳明是其经也。

寒则泄，热则结，绝则泄利无度，利绝而死也。

热极则便血。

又，风中大肠，则下血。

又，实热则胀满，而大便不通，虚寒则滑泄不定，大肠乍虚乍实，乍来乍去。寒则溏泄，热则垢重，有积物则寒栗而发热，有如疟状也。积冷不去，则当脐而痛，不能久立，痛已则泄白物是也。虚则喜满，喘咳，而喉咽中如核妨矣。

华氏中藏经卷上终

卷　中

论肾藏虚实寒热生死逆顺脉证之法第三十

肾者，精神之舍，性命之根，外通于耳，男以闭一作库精，女以包血，与膀胱为表里，足少阴太阳是其经也。肾气绝，则不尽其天命而死也，旺于冬。

其脉沉濡曰平，反此者病。其脉弹石，名曰太过，病在外。其去如数者，为不及，病在内。太过则令人解㑊，脊脉痛而少气一本作令人体瘠而少气不欲言；不及则令人心悬如饥，眇中清，脊中痛，少肠腹满，小便滑一本云心如悬少腹痛小便滑，变赤黄色也。

又，肾脉来，喘喘累累如钩，按之而坚曰平。

又，来如引葛，按之益坚曰病。来如转索，辟辟如弹石曰死。

又，肾脉但石无胃气亦死。

肾有水则腹大脐肿，腰重痛不得溺，阴下湿如牛鼻头汗出，是为逆寒，大便难，其面反瘦也。肾病手

31

足逆冷，面赤目黄，小便不禁，骨节烦痛，小腹结痛，气上冲心，脉当沉细而滑，今反浮大而缓；其色当黑，其今反者，是土来克水，为大逆，十死不治也。

又，肾病面色黑，其气虚弱，翕翕少气，两耳若聋，精自出，饮食少，小便清，膝下冷，其脉沉滑而迟为可治。

又，冬脉沉濡而滑曰平，反浮涩而短，肺来乘肾，虽病易治；反弦细而长者，肝来乘肾，不治自愈；反浮大而洪，心来乘肾，不为害。

肾病腹大胫肿，喘咳身重，寝汗出，憎风虚则胸中痛，大腹小腹痛，清厥意不乐也。

阴邪入肾，则骨痛，腰上引项脊背疼，此皆举重用力，及遇房汗出当风浴水，或久立则伤肾也。

又，其脉急甚，则肾痿瘕疾；微急，则沉厥，奔豚，足不收；缓甚，则折脊；微缓，则洞泄，食不化，入咽还出；大甚，则阴痿；微大，则石水起脐下至小腹，其肿埵埵然而上至胃脘者，死不治；小甚，则洞泄；微小，则消瘅；滑甚，则癃㿗；微滑，则骨痿，坐弗能起，目视见花；涩甚，则大壅塞；微涩，则不月，疾痔。

又，其脉之至也，上坚而大，有脓气在阴中及腹内，名曰肾痹，得之因浴冷水而卧。脉来沉而大坚，浮而紧，苦手足骨肿厥，阴痿不起，腰背疼，小腹肿，心下水气，时胀满而洞泄，此皆浴水中身未干而合房得之也。

虚则梦舟溺，人得其时；梦伏水中，若有所畏。盛实则梦腰脊离解不相属。厥邪客于肾，则梦临深投水中。肾胀则腹痛满引背，怏怏然腰痹痛。肾病夜半患，四季甚，下晡静。肾生病则口热，舌干，咽肿，上气嗌干，及心烦而痛，黄疸，肠澼，痿厥，腰脊背急痛，嗜卧，足下热而痛，胕酸。病久不已，则腿筋痛，小便闭，而两胁胀支满，目盲者，死。肾之积，苦腰脊相引而疼，饥见饱减，此肾中寒结在脐下也。诸积大法，其脉来细软而附骨者是也。

又，面黑目白，肾已内伤，八日死。

又，阴缩小便不出，出而不快者，亦死。

又，其色青黄，连耳左右，其人年三十许，百日死。若偏在一边，一月死。

实则烦闷，脐下重；热则口舌干焦，而小便涩黄；寒则阴中与腰脊俱疼，面黑耳干，哕而不食，或呕血者是也。

又，喉中鸣，坐而喘咳，唾血出，亦为肾虚，寒气欲绝也。

寒热虚实既明，详细调救，即十可十全之道也。

论膀胱虚实寒热生死逆顺脉证之法第三十一

膀胱者，津液之腑，与肾为表里，号曰水曹掾，又名玉海，足太阳是其经也。总通于五腑，所以五腑有疾，即应膀胱，膀胱有疾，即应胞囊也。

伤热则小便不利，热入膀胱则其气急而苦小便黄涩也。膀胱寒则小便数而清也。

又，石水发则其根在膀胱，四肢瘦小，其腹胀大者是也。

又，膀胱咳久不已，则传入三焦，肠满而不欲饮食也。然上焦主心肺之病，人有热，则食不入胃，寒则精神不守，泄利不止，语声不出也。实则上绝于心，气不行也。虚则引起气之于肺也。其三焦之气和，则五脏六腑皆和；逆，则皆逆。

膀胱中有厥阴气，则梦行不快。满胀，则小便不下，脐下重闷，或肩痛也。绝，则三日死，死时鸡鸣也。其三焦之论，备云于后。

论三焦虚实寒热生死逆顺脉证之法第三十二

三焦者，人之三元之气也，号曰中清之腑。总领五脏六腑，荣卫经络，内外左右上下之气也。三焦通，则内外左右上下皆通也。其于周身灌体，和内调外，荣左养右，导上宣下，莫大于此者也。又名玉海水道，上则曰三管，中则名霍乱，下则曰走哺，名虽三，而归一，有其名，而无形者也，亦号曰孤独之腑。而卫出于上，荣出于中，上者，络脉之系也；中者，经脉之系也；下者，水道之系也。亦又属膀胱之宗始，主通阴阳，调虚实。

呼吸有病则苦腹胀，气满，小腹坚，溺而不得，便而窘迫也。溢则作水，留则为胀，足太阳是其经也。

又，上焦实热，则额汗出而身无汗，能食而气不利，舌干，口焦，咽闭之类，腹胀时时，胁肋痛也。寒则不入食，吐酸水，胸背引痛，嗌干，津不纳也。实则食已还出，膨膨然不乐。虚则不能制下，遗便溺而头面肿也。

中焦实热，则上下不通，腹胀而喘咳，下气不上❶，上气不下，关格而不通也。寒则下痢不止，食饮不消而中满也。虚则肠鸣鼓胀也。

下焦实热，则小便不通而大便难，苦重痛也。虚寒则大小便泄下而不止。

三焦之气，和，则内外和。逆，则内外逆。故云：三焦者，人之三元之气也，宜修养矣！

论痹第三十三

痹者，风寒暑湿之气，中于人脏腑之为也。入腑则病浅易治，入脏则病深难治。而有风痹，有寒痹，有湿痹，有热痹，有气痹，而又有筋骨血肉气之五痹也。大凡风寒暑湿之邪，入于肝则名筋痹，入于肾则

---

❶ 上：原作"止"，据日宽保本改。

名骨痹，入于心则名血痹，入于脾则名肉痹，入于肺则名气痹。感病则同，其治乃异。

痹者，闭也。五脏六腑感于邪气，乱于真气，闭而不仁，故曰痹病。或痛，或痒，或淋，或急，或缓而不能收持，或拳而不能舒张，或行立艰难，或言语謇涩，或半身不遂，或四肢拳缩，或口眼偏斜❶，或手足欹侧，或能行步而不能言语，或能言语而不能行步，或左偏枯，或右壅滞，或上不通于下，或下不通于上，或大腑闭塞一作小便秘涩，或左右手疼痛，或得疾而即死，或感邪而未亡，或喘满而不寐，或昏冒而不醒，种种诸症，皆出于痹也。

痹者，风寒暑湿之气中于人，则使之然也。其于脉候，形证，治疗之法亦各不同焉。

论气痹第三十四

气痹者，愁忧思喜怒过多，则气结于上，久而不消，则伤肺，肺伤则生气渐衰，则邪气愈胜，留于上，则胸腹痹而不能食，注于下则腰脚重而不能行，攻于左则左不遂，冲于右则右不仁，贯于舌则不能言，遗于肠中则不能溺，壅而不散则痛，流而不聚则麻。真经既损，难以医治。邪气不胜，易为痊愈，其脉右手

---

❶ 斜：原作"邪"，今据文义改。

寸口沉而迟涩者是也。宜节忧思以养气，慎一作绝喜怒以全真，此最为良法也。

论血痹第三十五

血痹者，饮酒过多，怀热太盛。或寒折于经络，或湿犯于荣卫，因而血抟，遂成其咎，故使人血不能荣于外，气不能养于内，内外已失，渐渐消削，左先枯则右不能举，右先枯则左不能伸，上先枯则上不能制于下，下先枯则下不能克于上，中先枯则不能通疏，百证千状，皆失血也。其脉左手寸口脉结而不流利，或如断绝者是也。

论肉痹第三十六

肉痹者，饮食不节，膏粱肥美之所为也。脾者，肉之本，脾气已失，则肉不荣，肉不荣则肌肤不滑泽，肌肉不滑泽则腠理疏，则风寒暑湿之邪易为入，故久不治，则为肉痹也。肉痹之状，其先能食而不能充悦四肢，缓而不收持者是也。其右关脉举按皆无力，而往来涩者是也。宜节饮食，以调其脏；常起居，以安其脾；然后依经补泻，以求其愈尔。

论筋痹第三十七

筋痹者，由怒叫无时，行步奔急，淫邪伤肝，肝失其气，因而寒热所客，久而不去，流入筋会，则使人筋急而不能行步舒缓也，故曰筋痹。宜活血以补肝，温气以养肾，然后服饵汤丸。治得其宜，即疾瘳已，不然则害人矣。其脉左关中弦急而数，浮沉有力者是也。

论骨痹第三十八

骨痹者，乃嗜欲不节，伤于肾也。肾气内消，则不能关禁，不能关禁，则中上俱乱，中上俱乱，则三焦之气痞而不通，三焦痞而饮食不糟粕，饮食不糟粕则精气日衰，精气日衰则邪气妄入，邪气妄入则上冲心舌，上冲心舌则为不语，中犯脾胃则为不充，下流腰膝则为不遂，傍攻四肢则为不仁。寒在中则脉迟，热在中则脉数，风在中则脉浮，湿在中则脉濡，虚在中则脉滑，其证不一，要在详明，治疗法列于后章。

论治中风偏枯之法第三十九

人病中风偏枯，其脉数而面干黑黧，手足不遂，语言謇涩，治之奈何？在上则吐之，在中则泻之，在下则补之，在外则发之，在内则温之，按之熨之也。吐，谓出其涎也；泻，谓通其塞也；补，调益其不足也；发，调发其汗也；温，谓驱其湿也；按，谓散其气也；熨，谓助其阳也。治之各合其宜，安可一揆，在求其本。脉浮则发之，脉滑则吐之，脉伏而涩则泻之，脉紧则温之，脉迟则熨之，脉闭则按之。要察其可否，故不可一揆❶而治者也。

论五疔状候第四十

五疔者，皆由喜怒忧思，冲寒冒热，恣饮醇酒，多嗜甘肥，毒鱼酢酱，色欲过度之所为也。畜其毒邪，浸渍脏腑，久不摅散，始变为疔。其名有五，一曰白疔，二曰赤疔，三曰黄疔，四曰黑疔，五曰青疔。

白疔者，起于右鼻下，初起如粟米，根赤头白，或顽麻，或痛痒，使人憎寒头重，状若伤寒，不欲食，胸膈满闷，喘促昏冒者死，未者可治。此疾不过五日，祸必至矣，宜急治之。

赤疔在舌下，根头俱赤，发痛，舌本硬，不能言，多惊，烦闷，恍惚，多渴引—作饮水不休，小便不通，发狂者死，未者可治。此疾不过七日，祸必至也，不

---

❶ 揆：音葵，道理、准则。

可治矣，大人小儿皆能患也。

黄疔者，起于唇齿龈边，其色黄，中有黄水，发则令人多—作能食而还—作复出，手足麻木，涎出不止，腹胀而烦，多睡不寐者死，未者可治。

黑疔者，起于耳前，状如瘢痕，其色黑，长减不定。使人牙关急，腰脊脚膝不仁，不然即痛，亦不出三岁，祸必至矣，不可治也。此由肾气渐绝故也，宜慎欲事。

青疔者，起于目下，始如瘤瘢，其色青，硬如石，使人目昏昏然无所见，多恐悸惕，睡不安宁，久不已则令人目盲，或脱精，有此则不出一年，祸必至矣。

白疔者，其根在肺；赤疔者，其根在心；黄疔者，其根在脾；黑疔者，其根在肾；青疔者，其根在肝。五疔之候—作疾，最为巨疾—作病，不可不察也。治疗之法，一一如左。

论痈疽疮肿第四十一

夫痈疽疮肿之所作也，皆五脏六腑畜毒不流则生—本作皆有矣，非独因荣卫壅塞而发者也。其行也有处，其主也有归，假令发于喉舌者，心之毒也；发于皮毛者，发于肌肉者，脾之毒也；发于骨髓者，肾之毒也缺肝毒；发于下者，阴中之毒也；发于上者，阳中之毒也；发于外者，六腑之毒也；发于内者，五脏之毒也。

故内曰坏，外曰溃，上曰从，下曰逆。发于上者得之速，发于下者得之缓，感于六腑则易治，感于五脏则难瘳也。

又，近骨者多冷，近虚者多热。近骨者久不愈，则化血成蛊。近虚者久不愈，则传气成漏。成蛊则多痒而少痛，或先痒后痛。成漏则多痛而少痒，或不痛或不痒。内虚外实者，多痒而少痛。外虚内实者，多痛而少痒。血不止者则多死，脓疾溃者则多生。或吐逆无度，饮食不时，皆痛疽之使然也。种候万一一作多，端要凭详，治疗之法，列在后篇。

论脚弱状候不同第四十二

人之病脚气，与气脚之为异，何也？谓人之喜怒忧思，寒热邪毒之气，自内而注入于脚，则名气脚也。风寒暑湿邪毒之气，从外而入于脚膝，渐传于内，则名脚气也。然内外皆以邪夺正，故使人病形颇相类例。其于治疗，亦有上下先后也，故分别其目。若一揆而不察其由，则无理致其瘳也。夫喜怒忧思，寒热邪毒之气流入肢节，或注于脚膝，其状类诸风，历节，偏枯，痛肿之证。但入于脚膝，则谓之气脚也。若从外而入于足，从足而入脏者，乃谓之脚气也。气脚者，先治内而次治外；脚气者，先治外而次治内。实者利之，虚者益之。

又，人之病脚气多者，何也？谓人之心肺二经，起于手。脾肾肝三经，起于足。手则清邪中之，足则浊邪中之。人身之苦者，手足耳。而足则最重艰苦，故风寒暑湿之气，多中于足，以此脚气之病多也。然而得之病者，从渐而生疾，但始萌而不悟，悟亦不晓，医家不为脚气，将为别疾治疗，不明因循，至大身居危地。本从微起，浸成巨候，流入脏腑，伤于四肢、头项、腹背也。而疾未甚，终不能知觉也。特因他而作，或如伤寒，或如中暑，或腹背疼痛，或肢节不仁，或语言错乱，或精神昏昧，或时喘乏，或暴盲聋，或饮食不入，或脏腑不通，或挛急不遂，或舒缓不收，或口眼牵搐，或手足颤掉，种种多状，莫有达者，故使愚俗束手，受病死无告陈，仁者见之，岂不伤哉！今述始末，略示后学，请深消息。

至如醉入房中，饱眠露下，当风取凉，对月贪欢，沐浴未干而熟睡，房室才罢而冲轩，久立于低湿，久伫于水涯，冒雨而行，渎寒而寝，劳伤汗出，食饮悲生，犯诸禁忌，因成疾矣！其于不正之气，中于上则害于头目，害于中则蛊于心腹，形于下则灾于腰脚，及于旁则妨于肢节，千状万证，皆属于气脚，但起于脚膝，乃谓脚气也。形候脉证，亦在详明。

其脉浮而弦者，起于风；濡而弱者，起于湿；洪而数者，起于热；迟而涩者，起于寒；滑而微者，起于虚；牢而坚者，起于实。在于上则由于上，在于下则由于下，在于中则生于中。结而因气，散则因忧，紧则因怒，细则因悲。风者汗之而愈，湿者温之而愈，热者解之而愈，寒者熨之而愈。虚者补之，实者泻之，气者流之，忧者宽之，怒者悦之，悲者和之，能通此者，乃谓之良医。

又，脚气之病，传于心肾，则十死不治。入心则恍惚忘谬，呕吐食不入，眠不安宁，口眼不定，左手寸口脉乍大乍小，乍有乍无者是也。入肾则腰脚俱肿，小便不通，呻吟不绝，目额皆见黑色，气时上冲胸腹而喘，其左手尺中脉绝者是也，切宜详审矣！

论水肿脉证生死候第四十三

人中百病难疗者，莫过于水也。水者，肾之制也。肾者，人之本也。肾气壮则水还于海，肾气虚则水散于皮。又，三焦壅塞，荣卫闭格，血气不从，虚实交变，水随气流，故为水病。有肿于头目者，有肿于腰脚者，有肿于四肢者，有肿于双目者，有因嗽而发者，有因劳而生者，有因凝滞而起者，有因虚乏而成者，有因五脏而出者，有因六腑而来者，类目多种，而状各不同。所以难治者，由此百状，人难晓达，纵晓其端，则又苦人以娇恣，不循理法，触冒禁忌，弗能备矣！故人中水疾死者多矣。

水有十名具于篇末，一曰青水，二曰赤水，三曰黄水，四曰白水，五曰黑水，六曰玄水，七曰风水，八曰石水，九曰里水，十曰气水。青水者，其根起于肝，其状先从面肿，而渐行一身也。赤水者，其根起于心，其状先从胸肿起也。黄水者，其根起于脾，其状先从腹肿也。白水者，其根起于肺，其状先从脚肿而上，气喘嗽也。黑水者，其根起于肾，其状先从足跌肿。玄水者，其根起于胆，其状先从头面起，肿而至足者是也。风水者，其根起于胃，其状先从四肢起，腹满大而通身肿也。石水者，其根在膀胱，其状起脐下而腹独大是也。里水者，其根在小肠，其状先从小腹胀而不肿，渐渐而肿也一作小腹胀而暴肿也。气水者，其根在大肠，其状乍来乍去，乍盛乍衰者是也。此良由上下不通，关窍不利，气血痞格，阴阳不调而致之也。其脉洪大者，可治；微细者，不可治也。

又，消渴之疾久不愈，令人患水气，其水临时发散，归于五脏六腑，则生为病也。消渴者，因冒风冲热，饥饱失节，饮酒过量，嗜欲伤频，或饵金石，久而积成，使之然也。

论诸淋及小便不利第四十四

诸淋与小便不利者，皆由五脏不通，六腑不和，三焦痞涩，荣卫耗失，冒热饮酒，过醉入房，竭散精神，劳伤气血，或因女色兴而败精不出，或因迷宠不已而真髓多输，或惊惶不次，或思虑未宁，或饥饱过时，或奔驰不定，或隐忍大小便，或发泄久兴，或寒入膀胱，或暑中胞囊，伤兹不慎，致起斯疾。状候变异，名亦不同，则有冷、热、气、劳、膏、砂、虚、实之八种耳。

冷淋者，小便数，色白如泔也。

热淋者，小便涩而色赤如血也。

气淋者，脐腹满闷，小便不通利而痛也。

劳淋者，小便淋沥不绝，如水之滴漏而不断绝也。

膏淋者，小便中出物如脂膏也。

砂淋者，腹脐中隐痛，小便难，其痛不可忍，须臾从小便中下如砂石之类，有大者如皂子，或赤或白_{一作黄}，色泽不定，此由肾气弱而贪于女色，房而不泄，泄而不止，虚伤真气，邪热渐强，结聚而成砂；又如以水煮盐，火大水少，盐渐成石之类。谓肾者，水也，醎归于肾，水消于下，虚热日甚，煎结而成此，非一时而作也。盖远久乃发，成即五岁，败即三年，壮人五载，祸必至矣，宜乎急攻；八淋之中，惟此最危，其脉盛❶大而实者可治，虚小而涩者不可治。

虚者，谓肾与膀胱俱虚，而精滑梦泄，小便不禁者也。

实则谓经络闭涩，水道不利，而茎痛腿酸者也。

---

❶ 盛：原本作"甚"，据日宽保本改。

又，诸淋之病，与淋相从者活，反者死、凶，治疗之际，亦在详酌耳。

论服饵得失第四十五

石之与金，有服饵得失者，盖以其宜与不宜也。或草或木，或金或石，或单方得力，或群队获功，或金石毒发而致毙，或草木势助而能全，其验不一者，何也？其本实者，得宣通之性，必延其寿；其本虚者，得补益之情，必长其年。虚而过泻，实乃更增，千死其千，万殁其万，则决然也。又有年少之辈，富贵之人，恃其药力，恣其酒欲，夸弄其术，暗使精神，内捐药力扶持，忽然疾作，何能救疗，如是之者，岂知灾从内发，但恐药饵无微功，实可叹哉！其于久服方药，在审其宜，人药相合，效岂妄邪！假如脏不足则补其脏，腑有余则泻其腑，外实则理外，内虚则养内，上塞则引上，下塞则通下，中涩—作结则解中，左病则治左，右病则治右，上下左右内外虚实，各称其法，安有横夭者也。故药无不效，病无不愈者，切务于谨察矣！

辨三痞论并方第四十六

金石草木，单服皆可以不死者，有验无验，在乎有志无志也。虽能久服，而有其药热壅塞而不散，或上或下，或痞或涩，各有其候，请速详明。用其此法，免败其志，皆于寿矣！谨论候并方具在后篇。

辨上痞候并方

上痞者，头眩目昏，面赤心悸，肢节痛，前后不仁，多痰短气，惧火喜寒，又状若中风之类者是也，宜用后方：

桑白皮_{阔一寸长一尺}　槟榔_{一枚}　木通_{一尺去皮}　一本作一两　大黄_{三分}　湿纸煨　黄芩_{一分}　泽泻_{二两}

上剉为粗末，水五升，熬取三升，取清汁分二一本作三服，食后临卧服。

辨中痞候并方

中痞者，肠满四肢倦，行立难，难食已，呕吐冒昧，减食或渴者是也，宜用后方：

大黄_{一两}　湿纸十重包裹煨令香，熟切作片子　槟榔_{一枚}　木香_{一分}

上为末，生蜜为丸，如桐子大，每服三十丸，生姜汤下食后，日午日进二服，未减加之，效即勿再服。

附方：

桂_{五钱不见火}　槟榔_{一个}　黑牵牛_{四两生为末二两}

上为末，蜜酒调二钱，以利为度。

辨下痞候并方

下痞者，小便不利，脐下满硬，语言謇滞，腰背疼痛，脚重不能行立者是也，宜用后方：

瞿麦头子一两　官桂一分　甘遂三分　车前子一两炒

上件为末，以獖猪肾一个，去筋膜，薄批开入药末二钱匀糁，湿纸裹，慢火煨熟，空心细嚼，温酒送下，以大利为度。小便未利，脐腹未软，更服附方：

葱白一寸去心

入硇砂末一钱，安葱心中，两头以线子系之，湿纸包煨，熟用，冷醇酒送下，空心服，以效为度。

论诸病治疗交错致于死候第四十七

失病者，有宜汤者，有宜丸者，有宜散者，有宜下者，有宜吐者，有宜汗者，有宜灸者，有宜针者，有宜补者，有宜按摩者，有宜导引者，有宜蒸熨者，有宜澡洗者，有宜悦愉者，有宜和缓者，有宜水者，有宜火者，种种之法，岂能一也。若非良善精博，难为取愈。其庸下识浅，乱投汤丸，下汗补吐，动使交错，轻者令重，重者令死，举世皆然。

且汤可以荡涤脏腑，开通经络，调品阴阳，祛分邪恶，润泽枯朽，悦养皮肤，益充气力，扶助困竭，莫离于汤也。丸可以逐风冷，破坚症，消积聚，进饮食，舒荣卫，开关窍，缓缓然，参合无出于丸也。散者，能祛风寒暑湿之气，摅寒湿秽毒之邪，发扬四肢之壅滞，除剪五脏之结伏，开肠和胃，行脉通经，莫过于散也。下则疏豁闭塞，补则益助虚乏，灸则起阴通阳，针则行荣引卫，导引则可以逐客邪于关节，按摩则可以驱浮淫于肌肉，蒸熨辟冷，暖洗生阳，悦愉爽神，和缓安气。

若实而不下，则使人心腹胀满，烦乱鼓肿。若虚而不补，则使人气血消散，精神耗亡，肌肉脱失，志意昏迷。可汗而不汗，则使人毛孔关塞，闷绝而终。合吐而不吐，则使人结胸上喘，水食不入而死。当灸而不灸，则使人冷气重凝，阴毒内聚，厥气上冲，分遂不散，以致消减。当针而不针，则使人荣卫不行，经络不利，邪渐胜真，冒昧而昏。宜导引而不导引，则使人邪侵关节，固结难通。宜按摩而不按摩，则使人淫随肌肉，久留不消。宜蒸熨而不蒸熨，则使人冷气潜伏，渐成痹厥。宜澡洗而不澡洗，则使人阳气上行，阴邪相害。不当下而下，则使人开肠荡胃，洞泄不禁。不当汗而汗，则使人肌肉消绝，津液枯耗。不当吐而吐，则使人心神烦乱，脏腑奔冲。不当灸而灸，则使人重伤经络，内蓄炎毒，反害中和，致于不可救。不当针而针，则使人气血散失，关机细缩。不当导引而导引，则使人真气劳败，邪气妄行。不当按摩而按摩，则使人肌肉䐜胀，筋骨舒张。不当蒸熨而蒸熨，则使人阳气遍行，阴气内聚。不当淋流而淋流，则使人湿侵皮肤，热生肌体。不当悦愉而悦愉，则使人神失气消，精神不快。不当和缓而和缓，则使人气停意折，健忘伤志。

大凡治疗，要合其宜，脉状病候，少陈于后。凡脉不紧数，则勿发其汗。脉不疾数，不可以下。心胸不闭，尺脉微弱，不可以吐。关节不急，荣卫不壅，不可以针。阴气不盛，阳气不衰，勿灸内。无客邪，勿导引。外无淫气，勿按摩。皮肤不痹，勿蒸熨。肌肉不寒，勿暖洗。神不凝迷，勿悦愉。气不急奔，勿和缓。顺此者生，逆此者死耳。脉病之法，备说在前。

论诊杂病必死候第四十八

夫人生气健壮者，外色光华，内脉平调。五脏六腑之气消耗，则脉无所依，色无所泽，如是者，百无一生。虽能饮食行立，而端然不悟，不知死之逼矣实为病□，其大法列之于后。

病瞪目引水，心下牢满，其脉濡而微者。

病吐衄泻血，其脉浮大牢数者。

病妄言身热，手足冷，其脉细微者。

病大泄不止，其脉紧大而滑者。

病头目痛，其脉涩短者。

病腹中痛，其脉浮大而长者。

病腹痛而喘，其脉滑而利，数而紧者。

病四逆者，其脉浮大而短者。

病耳无闻，其脉浮大而涩者。

病脑痛，其脉缓而大者。

左痛右痛，上痛下痛者。

下痛而脉病者。

病厥逆，呼之不应，脉绝者。

病人脉宜大，反小者。

肥人脉细欲绝者。

瘦人脉躁者。

人脉本滑利，而反涩者。

人脉本长，而反短者。

人尺脉上应寸口，太迟者。

温病三四日，未汗脉太疾者。

温病，脉细微而往来不快，胸中闭者。

温病，发热甚，脉反小者。

病甚，脉往来不调者。

温病，腹中痛，下痢者。

温病，汗不出，出不至足者。

病疟，腰脊强急，瘛疭者。

病心腹胀满，痛不止，脉坚大洪者。

痢血不止，身热脉数者。

病腹满四逆，脉长者。

热病，七八日汗当出，反不出，脉绝者。

热病，七八日不汗，躁狂，口舌焦黑，脉反细弱者。

热病，未汗出而脉大盛者。

热病，汗出而脉未尽，往来转大者。

病咳嗽，脉数，身瘦者。

暴咳嗽，脉散者。

病咳，形肥，脉急甚者。

病嗽而呕，便滑不禁，脉弦欲绝者。

病诸嗽喘，脉沉而浮者。

病上气，脉数者。

病肌热形瘦，脱肛，热不去，脉甚紧急者。

病肠澼转筋，脉极数者。

病中风，痿疾不仁，脉紧急者。

病上喘气急，四匝，脉涩者。

病寒热瘰疬，脉大者。

病金疮，血不止，脉大者。

病坠损内伤，脉小弱者。

病伤寒，身热甚，脉反小者。

病厥逆汗出，脉虚而缓者。

病洞泄，不下食，脉急者。

病肠澼，下白脓者。

病肠澼，下脓血，脉悬绝者。

病肠澼，下脓血，身有寒，脉绝者。

病咳嗽，脉沉坚者。

病肠中有积聚，脉虚弱者。

病水气，脉微而小者。

病水胀如鼓，脉虚小涩者。

病泄注，脉浮大而滑者。

病内外俱虚，卧不得安，身冷，脉细微，呕而不入食者。

病冷气上攻，脉逆而涩者。

卒死脉坚而细微者。

热病三五日，头痛身热，食如故，脉直而疾者，八日。

久病，脉实者。

又虚缓，虚微，虚滑，弦急者。

卒病，脉弦而数者。

凡此凶脉，十死十，百死百❶，不可治也。

察声色形证决死法第四十九

凡人五脏六腑，荣卫关窍，宜平生，气血顺度，循环无终，是为不病之本，若有缺绝，则祸必来矣。要在临病之时，存神内想，息气内观，心不妄视，着意精察，方能通神明，探幽微，断死决生，千无一误，其征兆具之于后。

黑色起于耳目鼻，上渐入于口者死。

赤色见于耳目额已五日者。

黑白色入口鼻目中已五日者。

黑或如马肝色，望之如青，近则如黑者。

---

❶ 十死十，百死百：底本无，据日宽保本补入。

张口如鱼，出气不反者。

循摸衣缝者。

妄语错乱，及不能语者死；热病即不死。

尸臭不可近者。

面目直视者。

肩息者已一日者。

面青人中反已三日者。

面无光牙齿黑者。

面青目黑者。

面白目黑已十日者。

面赤眼黄者。

面黑目白已八日者。

面青目黄已五日者。

眉系倾已七日者。

齿忽黑色已三十日者。

发直已十五日者。

遗尿不觉者五六日。

唇口乍干黑者。

爪中青黑色。

头目久痛卒视不明者。

舌卷卵缩者。

面黑直视者。

面青目白者。

面黄目白者。

面目俱白者。

面目青黑者。

面青唇黑者。

发如麻，喜怒不调者。

发肩如冲起者。

面色黑胁满不能反侧者。

面色苍黑卒肿者。

掌肿无纹，脐肿出，囊茎俱肿者。

手足爪甲肉黑色者。

汗出不流者。

唇反人中满者。

阴阳俱绝，目眶陷者。

五脏内外绝，神气不守，其声嘶者。

阳绝阴结，精神恍惚，撮空裂衣者。

阴阳俱闭，失音者。

荣卫耗散，面目浮肿者。

心绝于肾，肩息回眄，目直，已一日者。

肺绝则气去不反，口如鱼口，已三日者。

骨绝，腰脊痛，肾中重，不可反侧，足膝后平，已五日者。

肾绝，大便赤涩，下血，耳干，脚浮，舌肿，已六日者。又曰足肿，已九日者。

脾绝，口冷，足肿胀，泄不觉，已十二日者。

筋绝，魂惊虚恐，手足爪甲青，呼骂不休，已八九日者。

肝绝，汗出如水，恐惧不安，伏卧，目直面青，已八日者。

胃绝，齿落面黄，已七日者。

凡此察听之，更须详酌者矣！

华氏中藏经卷中终

卷　下

万应丸

甘遂三两　芫花三两　大戟三两　大黄三两　三棱三两　巴豆二两和皮　干漆二两炒　蓬术二两　当归五两　桑皮二两　硼砂三两　泽泻八两　山栀仁二两　槟榔一两　木通一两　雷丸一两　诃子一两　黑牵牛五两　五灵脂五两　皂角七定去皮弦

上件二十味，剉碎，洗净，入米醋二斗，浸三日，入银器或石器内，慢火熬，令醋尽，焙干焦，再炒为黄色，存性入后药。

木香一两　丁香一两　肉桂一两去皮　肉豆蔻一两　白术一两　黄芪　一两　没药一两　附子一两炮去皮脐　茯苓一两　赤芍药一两　川芎二两　牡丹皮二两　白牵牛二两　干姜二两　陈皮二两　芸台二两炒　地黄三两　鳖田三两醋炙　青皮三两　南星二两浆水煮软切焙

上二十味，通前共四十味，同杵罗为末，醋煮面糊为丸，如绿豆大，用度谨具如左，合时须在一净室中，先严洁斋心，涤虑焚香，精诚恳诸方圣者，以助药力，尤效速也。

结胸伤寒用油浆水下七丸，当逐下恶物，如人行二十里未动（再服）。

多年积结，殕食癥块，临卧水下三丸至五丸，每夜服之，病即止。

如记得因伤物作积，即随所伤物下七丸（小儿、妊妇、老人勿服）。

水气通身肿黄者，茯苓汤下五丸，日二服，水消为度。如要消酒进食，生姜汤下一丸。

食后腹中一切痛，醋汤下七丸。

膈气噎病，丁香汤下三丸（夜一服）。

因伤盛劳，鳖甲汤下七丸（日三服渐安减服）。

小肠疝癖气，茴香汤下三丸。

大小便不通，蜜汤下五丸（未通加至七丸）。

九种心痛，茱萸汤下五丸（立止）。

尸注走痛，木瓜汤下三丸。

脚气，石楠汤下五丸（每日食前服）。

卒死气未绝，小便化七丸，灌之立活。

产后血不行，当归酒下三丸。

血晕、血迷、血蛊、血痢、血胀、血刺、血块、血积、血癥、血瘕、并用当归酒下二丸，逐日服。

难产横倒，榆白皮汤下二丸。

胎衣不下，烧称锤通红，以酒淬之，带热下二丸，惟孕妇患不可服，产急难，方可服之。

脾泻血痢，干姜汤下一丸。

赤白痢，甘草干姜汤下一丸。

赤痢，甘草汤下一丸。

白痢，干姜汤下一丸。

胃冷吐逆，并反胃吐食，丁香汤下二丸。

卒心腹痛，不可忍者，热醋盐汤下三丸。

如常服一丸，临卧茶清下。

五烂疾，牛乳下一丸（每日二服）。

如发疟时，童子小便酒下十丸，化开灌之，吐利即愈，其效如神。

疗万病六神丹

雄黄一两研　矾石一两烧　巴豆一两去皮　附子一两炮　藜芦三两　朱砂二两，一两别研，一两为衣

上为末，炼蜜为丸，如小豆，大一等，作黍米大，男子百疾以饮服二丸，小儿量度与小者，服得利，即瘥。

安息香丸

治传尸，肺痿，骨蒸，鬼疰，卒心腹疼，霍乱吐

泻，时气瘴疟，五利，血闭，痃癖，疔肿，惊邪诸疾。

安息香　木香　麝香　犀角　沉香　丁香　檀香

香附子　诃子　朱砂　白术　荜拨_{以上各一两}　乳香

龙脑　苏合香_{以上各半两}

上为末，炼蜜成剂，杵一千下，丸如桐子大，新汲水化下四丸，老幼皆一丸。以绛囊子盛一丸，弹子大，悬衣辟邪毒魍魉甚妙。合时忌鸡犬妇人见之。

明月丹

治传尸劳。

雄黄_{半两}　兔粪_{二两}　轻粉_{一两}　木香_{半两}　天灵盖_{一两炙}　鳖甲_{一个大者去裙烂醋炙焦黄}

上为末，醇酒一大升，大黄一两熬膏，入前药末为丸，如弹子大，朱砂为衣。

如是传尸劳，肌瘦面黄，呕吐血，咳嗽不定者是也。先烧安息香令烟起，吸之不嗽者，非传尸也，不可用此药。若吸烟入口，咳嗽不能禁止者，乃传尸也，宜用此药。五更初，勿令人知，以童子小便与醇酒共一盏，化一丸服之，如人行二十里，上吐出虫，其状若灯心，而细长及寸，或如烂李，又如虾蟆，状各不同。如未效，次日再服，以应为度。仍须初得血气未尽，精神未乱者，可用之。用甘草汤下二十丸，食后日三服，安即住服。

地黄煎

生地黄汁五升　生杏仁汁一升　薄荷汁一升　生藕汁
一升　鹅梨汁一升　法酒二升　白蜜四两　生姜汁一升

以上同于银石器中，慢火熬成膏，却入后药。

柴胡四两去芦焙　木香四两　人参二两　白茯苓二两
山药二两　柏子仁二两　远志二两去心　白术二两　桔梗
二两　枳实二两麸炒　秦艽三两去芦　麝香二钱另研　熟地
黄四两

上末入前药膏中和再入臼中杵三二千下，丸如桐子
大，每服食药用甘草汤下二十丸，食后日三服安即住服。

起蒸中央汤

黄连五两

上㕮咀，以醇酒二斗同熬成膏，每夜以好酒化下
弹子大一丸，汗出为度，仍服补药射脐丸。

补药射脐丸

射一枚烧灰　地黄洗　地骨皮　山药　柴胡各一两
白术□□　活鳖一个重二斤者佳

上将鳖入醇酒一方，煮令烂熟，研细入汁，再熬

膏入末，丸如桐子大，酒服二十丸，日二夜一。

蒸谓骨蒸也，气血相抟，久而瘦弱，遂成劳伤，肉消毛落，妄血喘咳者是也。宜以前法治之。

太上延年万胜追魂散

人参去芦　柴胡去苗　杏仁去皮尖　天灵盖炙各一两　蜀椒一分　桃柳心一小握

上为末，童子小便一升，末一两，垍瓶中煎令熟，空心日午各进一服，经五日效。

醉仙丹

主偏枯不遂，皮肤不仁。

麻黄一升去节水煮去沫焙干作末　南星七个大者　大附子三个黑者　地龙七条去土

上除麻黄外，先末之，次将麻黄末，用醇酒一方，熬成膏，入末，丸如弹子大，每服食后，临睡酒化一丸，汗出为度。

偏枯不遂，皮肤不仁，皆由五藏气虚，风寒暑湿之邪蓄积于中，久而不散，乃成疾焉，以前法主之。

灵乌丹

治一切冷疾疼痛麻痹风气。

川乌一斤，河水浸七日，换水浸去皮尖，切片干之　牛膝二两酒浸焙　何首乌四两制如川乌法

上为末，炼蜜丸如桐子大，朱砂为衣，空心酒下七丸，渐加至十丸，病已即止。

扁鹊玉壶丹

驻颜，补暖，祛万痛。

硫黄一斤，以桑灰淋浓汁五斗，煮硫黄令伏，以火煅之，研如粉，掘一地坑子，深二寸许，投水在里，候水清取调硫黄末，稀稠得所，磁器中煎干，用镟一个，上傅以砂，砂上铺纸，镟下以火煅热，即取硫黄滴其上，自然色如玉矣

上以新炊饭为丸，如麻子大，空心食前酒下十丸。

葛玄真人百补构精丸

熟地黄四两　山药二两　五味子六两　苁蓉三两，酒浸一宿　牛膝二两酒浸　山茱萸一两　泽泻一两　茯苓一两去皮　远志一两去心　巴戟天一两去心　赤石脂一两

63

石膏一两　柏子仁一两炒　杜仲三两去皮剉碎慢火炒令丝断

上为末，炼蜜丸如桐子大，空心温酒下二十丸，男子妇人皆可服。

涩精金锁丹

韭子一斤，酒浸三宿，滤出焙干，杵为末

上用酒糊为丸，如桐子大，朱砂为衣，空心酒下二十丸。

疗百疾延寿酒

黄精四斤　天门冬三斤　松叶六斤　苍术四斤　枸杞子五升

上以水三硕，煮一日取汁，如酿法成，空心任意饮之。

交藤丸

驻颜长算祛百疾。

交藤根一斤，紫色者，河水浸七日，竹刀刮去皮晒干
茯苓五两　牛膝二两

上为末，炼蜜搜成剂，杵一万下，丸如桐子大，纸袋盛之，酒下三十丸，空心服，久服延寿。忌猪羊肉。

天仙丸

补男子妇人虚乏。

天仙子　五灵脂各五两

上炒令焦黑色，杵末，以酒糊为丸，如菉豆大，食前酒服十五丸。

左慈真人千金地黄煎

生地黄一秤取汁于石器中，熬成膏，入熟干地黄末，看硬软剂杵千下。

上丸如桐子大，每服二十丸，空心服，久服断欲，神仙不死。

取积聚方

轻粉　粉霜　朱砂各半两　巴豆霜二钱半

上同研匀，炼蜜作剂旋丸，如麻子大，生姜汤下三丸，量虚实加减。

治癥瘕方

大黄湿纸裹煨　三棱湿纸裹煨热剉　硼砂研　干漆炒

令烟尽　巴豆去皮出油

以上各一两为末，醋一方，熬成膏，入后药

木香　丁香　枳实麸炒去穰　桂心各一两

上为末，入前项，膏子和成剂，杵千下为丸，如绿豆大，饮服三五丸，食后服。

通气阿魏丸

治诸气不通，胸背痛，结塞闷乱者，悉主之。

阿魏二两　沉香一两　桂心半两　牵牛末二两

上先用醇酒一升，熬阿魏成膏，入药末为丸，樱桃大，朱砂为衣，酒化一丸。

治尸厥卒痛方

尸厥者，谓忽如醉状，肢厥而不省人事也。卒痛者，谓心腹之间，或左右胁下，痛不可忍，俗谓鬼箭者是。

雄黄二两研　朱砂二两研

上二味再同研匀，用大蒜一头，湿纸裹煨，去纸，杵为丸，樱桃大，每服一丸，热酒化下。

鬼哭丹

主腹中诸痛，气血凝滞，饮食未消，阴阳痞隔，寒热相乘，抟而为痛，宜以此方主之。

川乌十四个生　朱砂一两　乳香一分

上为末，以醋一盏，五灵脂末一两，煮糊和丸，如桐子大，朱砂为衣，酒下七丸。男子温酒下，女人醋汤下。

治心痛不可忍者方

木香　蓬术各一两　干漆一分炒

上为末，每服一钱，热醋汤调下，入口立止。

取长虫兼治心痛方

大枣二十一个去核　绿矾一两作二十一块，子填枣中，面裹烧红，去面　雷丸七个　轻粉一钱　木香一钱　丁香一钱　水银半两入铅半两熔成砂子

上为末，取牛肉二两，车脂一两，与肉同剉令烂，米醋一升，煮肉令成膏，入药同熬，硬软得所，入臼中杵三二千下，丸如酸枣大，丸时先以绯线一条，丸在药中留二尺许作系。如有长虫者，五更初，油浆水吞下一丸，存线头勿令吞尽，候少顷，心中痛，线动，即急拽线令药出，则和虫出。若心气痛不可忍者，热醋汤化下一丸，立止。

治虫毒方

水银　蜜陀僧　黄丹　轻粉　大黄　丁香　诃子
雄雀粪各一两

上为末，每服二钱，用面半两，共水和成油饼食
之。又法，作棋子入浆水，煮热食之。

破棺丹

治阴厥面目俱青，心下硬，四肢冷，脉细欲绝者。

硫黄一两，无灰酒煮三日三夜，如耗旋添暖酒，日足取
出，研为未　丹砂一两研匀细

上以酒煮糊为丸，如鸡头大，有此病者，先于净
室中勿令人知，度病人长短，掘一地坑子，深一尺，
以来用苜蓿火烧，令坑子极热，以醋五升，沃令气出，
内铺衣被，盖坑以酒化下一丸，与病人服之，后令病
人卧坑内，盖覆少时，汗出即扶病者令出，无风处盖
覆，令病人四肢温，心下软，即渐去衣被，令通风，
然后看虚实调补。

再生丸

起厥死犹暖者。

巴豆—两去皮研　朱砂—两细研　麝香半两研　川乌尖十四个为末　大黄—两炒取末

上件再同研匀，炼蜜和丸，如桐子大，每服三丸，水化下，折齿灌之立活。亦疗关膈结胸极效。

救生丸

治卒死。

大黄四两　轻粉半两　朱砂—两　雄黄—分　巴豆七个去皮细研取霜

上为末，以鲲胆汁和丸，如鸡头大，童子小便化开一丸，斡开口灌之，纳大葱一寸许入鼻中，如人行五七里，当吐出涎，即活。

治脾厥吐泻霍乱

黑附子炮去皮脐八破　干姜炮　甘草炙　肉豆各一两，印本无此一味有豉等分

上为末，水半升，末四钱—本作二钱，枣七个，姜一分—本作一钱，同煎去半，温服，连进三服。

三生散

起卒死，兼治阴盛，四逆，吐泻不止。

草乌七个　厚朴一尺　甘草三寸并生用

上为末，水一钟盏，末一钱，枣七个，煎七分服，重者灌之。

起卒死

啖葱根二两　瓜蒂一分　丁香十四粒

上为末，吹一字入鼻中，男左女右，须臾自活，身冷强厥者，勿活。

浴肠汤

治阳厥发狂将成疽。

大黄四两湿纸裹煨　大青叶　栀子仁　甘草各一两炙

上为末，水五升，末四两，煎减二升，内朴硝五合，再熬去一升，取汁二升，分四服，量虚实与之，大泻为度。如喜水，即以水浇之，畏水者，勿与吃，大忌。

破黄七神丹

朴硝二斤　朱砂五两　大黄七两　甘遂二两　山栀二两　轻粉一两　豉半斤以绢袋盛之

上七味，以水二斗，熬令水尽，除去甘遂、豉、栀子、大黄，只取朴硝、朱砂、轻粉为末，以水浸豉汁，研匀后入末，三味同和，煮糯米糊为丸，如弹子大，新水化一丸，吐泻为度。

三黄丸

治三消、吐血、诸黄症。

黄连三两　黄芩二两　大黄一两

上为末，炼蜜为丸，如桐子大，食后温水下十五丸，量虚实加减服。

通中延命玄冥煮朱砂法

活尿血，开壅塞，解毒，治一切热病，风气，脚毒，蛊毒。

朱砂五两　朴硝半秤水煮七遍每遍用水三升水尽为度取霜再入水二升　苏木二两　大黄五两　郁金三两　山栀二两　人参二两　桑皮二两　甘草五两

上件同熬，水尽为度，只用朱砂，去余药，杵末，炼蜜丸桐子大，每服二十丸，饮下，可疏诸毒尤妙。

治暴热毒心肺烦而呕血方

大黄二两为末，以地黄汁拌匀，湿即焙干

上为末，每服二钱，地黄汁调下，以利为度，甘草汤亦得。

治吐血方

蛤粉四两　朱砂一两

上为末，新汲水调下五钱，未已，再服，止即已。

治中暍死心下犹暖起死方

令病者仰面卧，取温水不住手，浇淋脐中，次以童子小便合生地黄汁灌之自活。禁与冷水，只与温熟水饮之。

玉霜膏

治一切热毒喉闭。

朴硝一斤　牙硝半斤　硼砂四两　矾石二两

上为末，火熔成汁，筑一地坑子令实，倾入盆，覆一夕，取杵为末，入龙脑二两，研匀，新汲水半盏，合生蜜调一钱，小儿量与服。

百生方

救百物入咽喉鲠欲死者。

茯苓去皮　贯众　甘草

上件各等分为末，每服一钱，米饮调一分，立效。

治喉闭闷气欲死者，上取干漆，烧令烟出，竹筒子吸烟，吞之立效。

治漏胎胎损方

川芎　艾叶各一两炒　阿胶炒　白茯苓□□

上末之，糯米饮调，下二钱匕，日七服，仍食糯米粥养之。

治妇人血崩方

枳壳一钱面炒　地黄二钱烧醋淬十四次

上为末，醋汤调下一钱匕，连三服，效。

治妇人血闭方

干漆二两烧　生地黄汁五升

上熬成膏，酒化枣大许，空心服。

三不鸣散

治小便不通及五淋。

取水边、灯下、道边蝼蛄各一个<small>三处取三个，令相咬，取活者一个，如后法，麝香酒食空下</small>

上纳于瓶中封之，令相噬，取活者焙干，余皆<small>余皆二字恐误</small>为末，每服一钱匕，温酒调服，立通。

甘草汤

解方药毒。

甘草<small>一十二两</small>

上件剉碎，水二斗，煎至一斗取清，温冷得所服，仍尽量服。

治溺死方

取石灰三石，露首培之，令厚一尺五寸，候气出后，以苦葫芦穰作末，如无用瓜蒂。

上用热茶调一钱，吐为度，省事后，以糜粥自调之。

治缢死方

先令人抱起解绳，不得用刀断。扶于通风处，高首卧，取淡葱根末，吹入两鼻中，更令亲人吹气入口，候喷出涎，即以矾石末取丁香煎汤，调一钱匕灌之。

槐子散

治久下血，亦治尿血。

槐用中黑子一升，合槐花二升，同炒焦。

上件为末，每服二钱，用水调下，空心食前各一服，病已止。

治肠风下血

荆芥穗　地黄各二两　甘草半两

上为末，每服一钱，温酒调下，食后日三夜一。

治暴喘欲死方

大黄一两　牵牛二两炒

上件为细末，每服二钱，蜜水调下立愈。治上热痰喘极效，若虚人肺虚冷者，不可用。

大圣通神乳香膏

贴诸毒疮肿，发背，痈疽。

乳香一两　没药一两　血竭一两　黄腊一两　黄丹二两　木鳖二两去壳　乌鱼骨二两　海桐皮二两　不灰木四

两　历青四两　五灵脂二两　麝香二钱　腻粉五十个子此必
有误

上并为末，用好油四两，熬令热，下药末熬，不住
手搅之，令黑色，滴水中成珠即止。

水澄膏

治病同前。

井泉石　白及各一两　龙骨　黄柏　郁金各半两　黄
蜀葵花一分

上六味，并为末，每服二钱，新汲水一盏，调药打
令匀，伺清澄去浮水，摊在纸花上贴之，肿毒发背皆治。

更苏膏

治一切不测，恶疮，欲垂□□。

南星一个　半夏七个　巴豆五个去壳　麝香半钱

上为细末，取腊月猪脂就膏令，如不痛疮，先以针
刺破，候忍痛处，使以儿乳汁同调贴之。

千金膏

贴一切恶疮瘫疖。

定粉　南粉　腻粉　黄丹各一分

上为末，入麝香一钱研匀，油调，得所成膏贴。

定命丸

治远年日近一切恶候漏疮。

雄黄　乳香各一分　巴豆二十一粒去皮不去油

上研如粉，入白面三钱，水和丸如小豆或小麦粒大，两头尖，量病浅深，内疮中，上用乳香膏贴之效，服云母膏尤佳。

麝香丸

治一切气漏疮。

麝香一分　乳香一分　巴豆十四粒去皮

上为末，入枣肉和成剂，丸作铤子，看疮远近任药，以乳香膏贴之，以效为度。

香鼠散

治漏疮。

香鼠皮四十九个河中花背者是　龙骨半两　蝙蝠二个用心肝　黄丹一分　麝香一钱　乳香一钱　没心草一两烧灰

上入坩，合中泥固，济炭三斤，煅火终，放冷为末，用葱浆水洗净，以药贴之，立效。

定痛生肌肉方

胭脂一分　血竭一两　乳香一分　寒水石三两烧

上为末，先以温浆水洗过拭干，敷疮甚妙。

又定痛生肌肉方

南星一个　乳香二钱　定粉半两　龙骨半两　不灰
木一两烧过

上为末，先以温浆水洗疮口，以软帛拭干敷之。

治白疔增寒喘急昏冒方

葶苈　大黄各一两　桑白皮　茯苓各二两　槟榔七
个　郁李仁　汉防已各三分

上件为末，每服三钱，蜜水调下，以疏下恶物
为度。

又取白疔方

铅霜一分　胆矾　粉霜各一钱　蜈蚣一条

上件为末，先刺令血出，内药米心大，以醋面饼
封口立愈。

治赤疔方

黄连　大黄各一两

上件为末，以生蜜和丸，如桐子大，每服三十丸，温水下，以利为度。

又取赤疔方

杏仁七个生用

上件嚼烂漱之，令津满口吐出，绵滤汁，入轻粉少许调匀，以鸡羽扫之。

治黄疔方

巴豆七个去心膜　青州枣七个去核安巴豆在枣内以面裹煨通赤

上件为末，以硼砂、醋作面糊为丸，如菉豆大，每服五丸至十丸，米饮下，以利为度。

又取黄疔方

黄柏二两　郁金半两

上件为细末，以鸡子清调，鸡羽扫上。

治黑疔方

兔丝子　菖蒲

上二味等分为末，酒浸取汁，扫疔上。更服肾气丸补之。

治青疔方

谷精草　蝉壳各一两　苍术五两

上为末，每服一钱，水调服，食前。

仍以针刺疔出，用桑柴灰汁洗之立效。